DE

LA TRICHINE

ET

DE LA TRICHINOSE

PARIS. — A. PARENT, imprimeur de la Faculté de Médecine, rue Monsieur-le-Prince, 31.

DE
LA TRICHINE
ET
DE LA TRICHINOSE

PAR

Henri RODET

DOCTEUR EN MÉDECINE DE LA FACULTÉ DE PARIS

Lauréat de l'école de Lyon,

Ancien interne des hôpitaux,

Membre de la société des Sciences médicales de la même ville.

PARIS

ADRIEN DELAHAYE, LIBRAIRE-ÉDITEUR

PLACE DE L'ÉCOLE DE MÉDECINE

1865

AVANT-PROPOS

> « Je suis persuadé que ces petits entozoaires (trichines) ne sont pas très-rares ; mais ils échappent aisément par leur ténuité à une observation peu attentive. »
>
> Cruveilhier, *Anat. patholog. génér.*, t. II, page 64, 1852.

Il y a tout au plus une trentaine d'années que la *trichine* a été découverte en Angleterre chez un homme mort de tuberculisation, et déjà sa présence a été signalée en Écosse, en Norwége, dans le Danemark, en Suède, en Amérique, en Allemagne et en France. Jusque dans ces derniers temps, on l'avait considérée comme un parasite des plus inoffensifs, qui vivait dans les muscles sans déterminer le moindre trouble dans leurs fonctions. Malheureusement les faits qui viennent de se passer en Allemagne ne permettent plus d'avoir cette opinion. Là des milliers d'individus sont tombés gravement malades pour avoir mangé de la chair de porc qui se trouvait farcie de ces petits vers, et plusieurs même ont payé de leur vie l'ingestion de quelques bouchées de cette viande ! Partout les accidents n'ont éclaté que chez les personnes qui avaient mangé la chair de porc *crue*, tandis que celles qui l'avaient mangée *cuite* n'ont rien présenté d'anormal dans leur état.

Nous voyons donc par là que les trichines sont très-dangereuses pour l'homme, puisqu'elles peuvent déterminer sa mort, et que l'homme peut, à son insu, les puiser dans la chair de porc crue qui, en effet, en renferme souvent.

En France, la trichine jusqu'ici n'a pas été rencontrée sur le vivant; mais M. Cruveilhier, en 1852, et M. Kœberlé, en 1862, l'ont vue tous les deux sur des cadavres; le premier, sur les muscles d'un homme adulte, et le second sur ceux d'une femme morte de carie vertébrale.

Faudrait-il croire, d'après ces deux seules observations, que la trichine n'existe qu'exceptionnellement chez nous? Nous ne pourrions souscrire à cette manière de voir, surtout quand nous pensons à la quantité vraiment énorme de viande de porc qui se consomme annuellement en France, et qui ne s'élève pas à moins de 400 à 500 millions de kilogrammes (1). Sans doute les habitants des campagnes ont assez généralement l'habitude de la faire cuire avant de la manger; mais par contre, dans les villes, combien n'est-il pas répandu l'usage de ne la manger que crue et de rechercher plus spécialement celle qui provient de Westphalie, de Mayence, d'York... où depuis quelques années les porcs ont été vus très-souvent infectés par les trichines?

Aussi, n'avons-nous eu d'autre but, en nous livrant à quelques expériences sur ce parasite, que de trouver l'occasion d'appeler de nouveau l'attention sur les dangers qu'il peut faire courir à l'homme et d'insister un peu dans notre travail sur la prophylaxie et le traitement de la maladie qu'il peut déterminer.

Nous prions M. Chauveau, professeur à l'École vétérinaire de Lyon, de vouloir bien recevoir l'expression de notre reconnaissance pour la bienveillance avec laquelle il a mis des animaux trichinisés à notre disposition.

Qu'ils veuillent bien aussi accepter nos sincères remerciements : M. Guyot, élève de la même école, pour tout l'appui qu'il nous a donné dans nos recherches; — M. Léon Tripier, interne des hôpitaux de Lyon, pour les excellents dessins qu'il nous a composés; — Et M. Cordès, élève des hôpitaux de Paris, pour les traductions allemandes qu'il nous a faites.

(1) Statistique de la France, publiée par S. Exc. le ministre de l'agriculture, du commerce et des travaux publics, MDCCCLVIII.

DE LA TRICHINE

ET

DE LA TRICHINOSE

HISTORIQUE

C'est en 1835 que le célèbre naturaliste anglais, Richard Owen, fit la découverte de la *trichine* dans les muscles d'un Italien qui était mort de tubercules des deux poumons et du foie. Il trouva, enveloppé d'un kyste, un tout petit ver, roulé sur lui-même en spirale, auquel il donna le nom de *Trichina spiralis* (θρὶξ-τριχὸς cheveu-soie). De là les noms de *Trichiniasis*, Trichiniase, Trichinose... qui ont été successivement mis en avant pour désigner l'ensemble des phénomènes morbides auxquels donne lieu la présence de ce ver dans l'organisme. Nous adopterons le nom de *Trichinose* qui est de beaucoup plus euphonique que les autres.

Déjà trois ans auparavant, Hilton, professeur d'anatomie à Guy's Hospital, avait bien signalé l'existence du kyste qui entoure la trichine, mais son examen s'était arrêté là, il n'avait pas aperçu le petit parasite qu'il contenait ; aussi Hilton avait-il pris ce kyste pour celui d'un cysticerque et ne s'en occupa pas autrement.

Peu de temps après sa découverte, Richard Owen eut plus d'une fois l'occasion de rencontrer des trichines sur les autopsies qu'il faisait, et dès cette même année de 1835, le docteur Henri Wood, de Bristol, publiait sur ce sujet une observation très-intéressante (1). Il s'agissait d'un jeune homme de 22 ans qui venait de succomber à un *rhumatisme* compliqué de pneumonie et de péricardite, et chez lequel il avait trouvé à la nécropsie des trichines dans un grand nom-

(1) Voir l'observation en entier dans la *Gazette médicale de Paris*, 25 juillet 1835, p. 471.

bre de muscles. En présence de ce résultat inattendu, Wood se demandait tout naturellement si les individus, chez lesquels Owen avait trouvé des trichines n'avaient pas présenté dans le cours de leur vie quelques symptômes de rhumatisme ou toute autre inflammation du système musculaire. Cette remarque, qui aurait pu conduire plus tôt à la connaissance de la trichinose, si elle avait été prise en considération, passa malheureusement inaperçue, et les médecins de l'époque continuèrent à croire, avec Owen, que ce petit ver était tout à fait inoffensif. Aussi les voyons-nous alors ne s'attacher qu'à bien étudier les caractères de ce nouveau parasite et la composition de son kyste.

R. Owen croyait que la trichnine n'avait ni tube intestinal, ni organes sexuels. Mais en 1836, le docteur Favre reconnut l'erreur d'Owen et fit voir que la trichnine avait réellement un tube intestinal terminé par l'anus, et de plus, des organes génitaux. Ce fut alors qu'on la classa parmi les vers *nématoïdes* qui sont des vers entozoaires des plus complets.

Quant au kyste, on s'accorda généralement à le regarder comme formé de deux vésicules, l'une externe, l'autre interne et composées toutes les deux de tissu cellulaire condensé et exhalé par l'organisme tout autour du parasite.

A partir de 1836, le silence semble se faire en Angleterre sur cette question, puisqu'il faut arriver à l'année 1854 pour voir les Drs Bristow et Rainey la reprendre (1). Ils admettent que le kyste des trichines est simple au lieu d'être double, transparent au début et qu'il devient de plus en plus opaque avec le temps par le dépôt de sels calcaires dans les mailles de son tissu.

Mais, dès 1841, les Allemands s'occupaient de cet helminthe. Bischoff confirmait par ses recherches l'opinion émise par Favre sur l'existence d'un canal digestif et des organes de la génération.

(1) *Transact. of the patholog.*, 1854.

En 1847, Vogel (1) annonçait dans son ouvrage d'anatomie générale qu'il avait trouvé des trichines chez des chats et chez des hiboux, et en 1851, Luskha (2) était le premier qui en Allemagne les rencontrait sur une autopsie.

Puis, en 1856, Henle, le professeur Zenker, en observent aussi dans les muscles, et en 1859, le professeur Virchow en avait déjà rencontré une dizaine de fois en faisant des autopsies dans l'amphithéâtre de la Charité de Berlin (3).

Jusque là cependant, on ne savait encore rien du mode suivant lequel ces petits êtres apparaissaient dans le corps de l'homme. Le plus grand nombre des médecins et des naturalistes croyaient à une génération spontanée, tandis que quelques autres la rejetaient et soutenaient qu'ils ne pouvaient venir que du dehors.

Herbst, de Göttingen (4), fut le premier qui, en 1852, chercha à élucider la question en instituant quelques expériences sur des animaux; mais, disons-le, ses expériences furent trop mal conduites pour amener un peu de lumière sur ce sujet. Aussi ne tenant compte que de leurs travaux, Siebold et Van-Beneden (5) qui venaient de démontrer que le tænia provenait du cysticerque, émirent l'opinion que la trichine pouvait bien, elle aussi, provenir d'un autre animal

Ces idées parurent justes alors, et sous leur influence, le Dr Kuchenmeister annonçait en 1855, dans un ouvrage qu'il écrivait sur les parasites, que la trichine se métamorphosait dans l'intestin en *trichocephalus dispar*, lequel donnait ensuite naissance à de pe-

(1) *Traité d'anat. patholog. général*. Vogel, traduction par Jourdan, 1847, page 408.

(2) Zeitsch f. Wissensch, *Zool.*, 1851.

(3) *Des Trichines à l'usage des médecins et des gens du monde*, par Virchow; traduit par Onimus, p. 21.

(4) *Gottinger Nachrichten*, n° 12, s. 183.

(5) *Comptes rendus de l'Académie des sciences*, t. XXXVIII, p. 166.

tites trichines. Quatre ans plus tard, en 1859, Leukart soutenait la même opinion (1).

Les choses en étaient là, lorsqu'en 1860, Virchow (2) qui ne croyait pas à cette transformation de la trichine, entreprit sur des chiens et sur des lapins une série d'expériences qui vinrent jeter un jour tout nouveau sur ce sujet.

Il constata que les trichines, qui avaient été ingérées par un animal, restaient un temps plus ou moins long dans le tube intestinal, où elles prenaient un accroissement très-considérable, mais sans jamais perdre leur première forme. Il vit aussi que c'était dans l'intestin que la procréation avait lieu, et que les petites trichines qui prenaient naissance dans ce milieu n'y restaient pas, mais allaient aussitôt dans tous les muscles à fibre striée (le cœur excepté), tandis que les trichines femelles et mâles mouraient peu de temps après avoir procréé et étaient expulsés ensuite avec les fèces.

Dès la même année, le professeur Zenker (3) découvrait que la chair de porc pouvait causer la trichinose et publiait l'observation d'une jeune servante qui venait de succomber pour avoir mangé de la viande de porc trichinisée. Enfin, deux ans plus tard, en 1862, le docteur Friedreich (4) qui se rappelait les symptômes que la jeune fille de Zenker avait présentés, crut pouvoir diagnostiquer une infection semblable sur l'un de ses malades, et l'examen ultérieur vint prouver et confirmer sa manière de voir.

Cette observation de Friedreich eut tout le retentissement qu'elle méritait, et les médecins, qui maintenant se trouvaient avertis de la possibilité de cette maladie, ne restèrent pas longtemps sans la cons-

(1) Acad. des sciences, séance du 26 septembre 1859.

(2) Acad. de médecine, 2 juillet 1860.

(3) *Archiv. fur patholog. anat.*, 1860. Voir l'observation à la symptomatologie.

(4) Virchow's, *Arch.*, XXV, 3, v. 4, s. 309, 1862.

tater. Les cas se montrèrent isolés dans le principe; mais bientôt ils devinrent si nombreux dans quelques localités de l'Allemagne qu'ils prirent tous les caractères de véritables épidémies. Ainsi à Plauen (1863), à Calbe (même année), à Quedlimbourg (1863 et 1864), etc. etc.

En France, il n'y a eu, comme nous l'avons dit, que MM. Cruveilhier (1) et Kœberlé de Strasbourg (2) qui en aient observé en faisant des autopsies.

DESCRIPTION DE LA TRICHINE

M. Davaine, en 1863, a proposé de rapprocher la trichine du genre *pseudalius* que Dujardin avait créé pour le ver du marsouin et qu'il avait appelé *pseudalius filum*. Voici les caractères de ce genre :

« Vers filiformes, très-longs relativement à leur grosseur ; tête non distincte ; bouche nue, très-petite, terminale; œsophage à parois minces, membraneuses ; estomac simple, sans armature; anus terminal ou presque terminal.

« Mâle : queue bifide ou bilobée avec un spicule court, formé de deux pièces lamelliformes ou foliacées réunies en V.

« Femelle : à queue tronquée ou terminée brusquement par une ointe très-courte ; vulve située plus ou moins loin de l'extrémité antérieure, jamais très-près de la bouche ; oviducte très-vaste, rempli d'embryons déjà formés (3).

(1) Cruveilhier, *loco citato*.

(2) Kœberlé, *Gazette médicale de Strasbourg*, 1862, p. 59.

(3) Davaine, Mémoires de la Société de biologie, année 1863.

Avant d'aborder la description de la trichine, il nous paraît nécessaire, pour l'intelligence de notre sujet, d'émettre les quatre faits suivants :

1° Les trichines ingérées s'arrêtent dans l'intestin, y complètent leur développement, produisent de petites trichines et meurent après.

2° Les petites trichines qui viennent de naître sont transportées par le torrent circulatoire dans tous les muscles à fibre striée (excepté dans le cœur) et jamais dans ceux à fibre lisse.

3° Arrivées dans le système musculaire, elles s'entourent d'un kyste au bout de quelques temps mais ne s'y multiplient jamais.

4° Elles finissent par mourir si elles y restent trop longtemps ; mais si elles viennent à être ingérées par l'homme ou certains animaux, alors elles donneront naissance à leur tour à une nouvelle génération de petites trichines, après quoi elles mourront.

TRICHINES INTESTINALES

OU A LEUR COMPLET DÉVELOPPEMENT

Si nous donnons de la chair trichinisée à un animal, voici ce qui va se passer :

La chair est digérée, mais les trichines, qui ne sont nullement atteintes par le suc gastrique, descendent dans le duodénum et la première portion du jejunum qu'elles ne dépassent guère. Là elles grandissent rapidement ; les organes sexuels se dessinent, deviennent très-distincts. Les trichines mâles se reconnaissent tout d'abord des femelles par l'apparition de deux petits appendices qui se trouvent tout à fait à l'extrémité postérieure du corps, à côté de l'orifice anal. Puis, vers le quatrième ou cinquième jour, des cellules spermatiques se montrent chez le mâle, tandis que des cellules ovariennes nombreuses se voient chez la femelle. Bientôt l'accouplement a lieu : les cellules ovariennes qui ont reçu du mâle la liqueur prolifique se convertissent en embryons lesquels sortent vivants par l'ouverture vaginalet entre le huitième et le douzième jour. Puis quand la reproduction est terminée, les trichines mâles et femelles meurent et sont entraînées avec les matières fécales.

Au moment de leur plus complet développement ces petits êtres présentent les caractères suivants:

1° *Forme.* — Le corps est cylindrique, présente une extrémité qui est assez effilée : c'est l'extrémité buccale et une autre plus mousse, plus arrondie, qui est l'extrémité anale. Tout le corps est couvert d'une enveloppe tégumentaire qui est ridée, comme plissée traversalement. De l'extrémité antérieure ou bouche, part un petit canal qui parcourt toute la longueur du corps et qu'on a divisée en trois parties pour la facilité de sa description, mais qui en réalité sont peu distinctes : 1° l'*œsophage et l'estomac*; 2° l'*intestin grêle assez long* 3° *le gros intestin assez court, se terminant par l'anus.*

2° *Sexes.* — La trichine mâle est toujours plus petite que la femelle. Elle a de 1 millimètre à 1 millimètre 50, tandis que la femelle acquiert toujours de 1 millimètre 50 à 2 millimètres 50 de longueur et peut alors être aperçue par un œil exercé sous forme d'un petit filament blanchâtre et transparent. Il y a à peu près un mâle pour 40 femelles.

3° *Organes sexuels.* — Les organes sexuels de la femelle consistent en un long tube qui se termine en cul-de-sac au niveau du gros intestin et qui s'ouvre par un orifice (l'orifice vaginal) vers es 4 cinquièmes antérieurs de son corps. Ce tube est situé au devant de l'intestin grêle et finit même par le cacher complètement. Il est rempli d'œufs jaunâtres, arrondis, comme granuleux et placés très-régulièrement sur deux ou trois rangées les uns à côté des autres. Chaque femelle peut renfermer de 400 à 500 œufs. Dès que la fécondation a eu lieu, on voit les premiers œufs se transformer rapidement en embryons. Bientôt après, le tube générateur exécute des contractions énergiques d'arrière en avant qui ont pour but de faire sortir, par l'orifice vaginal, les embryons qui sont déjà formés, tandis que les œufs du fond subissent un mouvement de progression qui les rapproche de ce même orifice.

Les organes sexuels du mâle consistent en un tube renflé, situé à côté et un peu au-dessus du gros intestin dans lequel des cellules spermatiques s'accumulent et qui va s'ouvrir par un long canal excréteur, tout près de l'orifice anal, entre les deux appendices dont nous avons parlé et que portent seuls les mâles.

2° TRICHINES EMBRYONNAIRES.

A leur naissance, les petites trichines n'ont que de 0 millimètre 10 à 0 millimètre 12 de longueur. Elles sont cylindriques, blanchâtres, et sans organisation spéciale. En sortant de l'orifice vaginal elles tombent dans le mucus intestinal d'où elles disparaissent bientôt. Faut-il admettre qu'elles vont d'elles-mêmes chercher le tissu musculaire ou bien qu'elles y sont portées par le torrent circulatoire?

Beaucoup de personnes croient encore avec Virchow et Leukart que ces petits êtres traversent les parois intestinales pour gagner les muscles et qu'ils accomplissent cet acte suivant le mode des psorospermies (petits champignons végétaux) qui ont la propriété de s'implanter dans les cellules épithéliales et de les traverser.

Mais les recherches qui ont été faites depuis deux ou trois ans, ne permettent pas de soutenir cette opinion. Le 16 février de l'année 1863, le professeur Zenker adressait en effet un mémoire à l'Académie des sciences dans lequel il annonçait qu'il venait de trouver des embryons dans le sang des lapins qu'il avait infectés de trichines, et que le même fait avait été reconnu par le docteur Fiedler, de Dresde.

Depuis, ces résultats ont été confirmés par les recherches de deux internes des hôpitaux de Paris, MM. Bouchard et Magnan (1), et plus récemment encore par celles du docteur Thudichum qui en a retrouvé dans les veines et les vaisseaux lymphatiques (2).

Ainsi ces observations démontrent le passage des trichines dans le sang. Il reste maintenant à s'expliquer de quelle manière a lieu cette introduction, car nous savons que le système capillaire est clos de toutes parts et que les corps solides ne s'absorbent pas. « *Corpora non agunt, nisi soluta* » disent les physiologistes. Ici nous ne pouvons que nous en tenir à des probabilités. Ces embryons se conduisent-ils autrement, dans cet acte, qu'une molécule charbonneuse qui, par ses aspérités et la pression de l'intestin, finit par traverser les parois capillaires, ou bien ne vont-ils pas d'eux-mêmes en perforant ces mêmes parois, chercher la voie qui doit les conduire sur le lieu où ils se développeront? Il nous serait difficile de dire qu'ils agissent plutôt d'une façon que de l'autre. Au reste, cela importe peu : constatons le fait et demandons-nous maintenant ce que pourrait devenir le produit de la conception chez une femme qui contracterait la trichinose pendant la grossesse. Eh bien ! malgré cette pénétration des trichines dans le sang, les muscles du fœtus restent toujours sains.

S'il est permis, en effet, de conclure des animaux à l'homme, voici une expérience qui semble prouver ce que nous avançons.

(1) Compte-rendu du congrès médical de Lyon, par M. Bouchard. *Gazette hebdomadaire*, n° 43. 1864.

(2) *Gazette méd. de Paris*, 10 décembre 1864. — Congrès des naturalistes et des médecins allemands tenu à Giessen.

« Une lapine avait été saillie par le mâle depuis quelques jours, lorsque nous lui faisons avaler une assez grande quantité de viande trichinisée. Au bout d'un mois (durée de la gestation chez eux), elle donne naissance à 4 ou 5 petits lapins. Nous examinons très attentivement et en partie sous les yeux de M. Chauveau, le tissu musculaire de trois d'entre eux et il nous est impossible de découvrir la moindre trichine. Chez la mère, au contraire, tous les muscles en étaient farcis. »

M. Smith, de Varsovie (1), rapporte bien que le Dr Methner a observé une femme qui fut atteinte de trichinose pendant sa grossesse et chez laquelle celle-ci poursuivit son cours sans le moindre dérangement, et M. Dengler (2), nous fait connaître aussi que M. Aronssohn a fait à Berlin l'autopsie d'une femme enceinte chez laquelle tous les muscles furent trouvés remplis de trichines, tandis qu'il n'en fut point observé dans ceux du fœtus. Mais ces faits manquent un peu de précision pour ne pas laisser le doute dans la question qui nous occupe. Dans le premier cas, en effet, l'auteur ne nous dit pas si le fœtus a été examiné à sa naissance, et dans le second, M. Aronssohn oublie de nous faire connaître l'époque exacte de la grossesse de cette femme. Car il est évident que, si la trichinose est survenue avant la conception, le fœtus devait être nécessairement sain, que les trichines aient perforé les parois intestinales ou aient été transportées par le sang, puisqu'au moment de sa formation elles devaient être déjà arrivées dans le tissu musculaire de la mère.

Aussi, croyons-nous que, dans l'expérience relatée ci-dessus, les meilleures conditions se trouvent réunies pour pouvoir dire avec quelque certitude que le fœtus ne s'infecte pas, malgré le passage des trichines dans le sang.

(1) *De la Trichine*, par le Dr Smith (de Varsovie). Cahier de mars 1864. — Revue de thérapeutique médico-chirurg.

(2) Dengler. *Hist. nat. et méd. de la Trichine*, thèse de Strasbourg, p. 11. 1863.

Ce résultat ne devrait peut-être pas trop nous surprendre, quand nous songeons que nulle part le système circulatoire de la mère ne communique directement avec celui du fœtus. Ce n'est en effet que par échange endosmotique au travers des parois des villosités placentaires que le fœtus prend et rejette dans le sang des sinus maternels les matériaux qu'il doit assimiler et ceux de désassimilation.

3° TRICHINES MUSCULAIRES.

Les embryons arrivent donc, par le système sanguin, de l'intestin dans les muscles à fibre striée et plus spécialement dans quelques-uns que dans d'autres, tels que : masséters, muscles du larynx, du diaphragme, etc. On sait qu'un muscle se compose d'une multitude de faisceaux appelés *faisceaux primitifs*, séparés les uns des autres par du tissu cellulaire.

Ces faisceaux ont de $0^{mm},05$ à $0^{mm},1$ de diamètre et sont entourés d'une enveloppe particulière appelée *myolemme* ou *sarcolemme*. Puis chaque faisceau primitif se décompose lui-même en un nombre assez considérable de fibres, dites *fibrilles musculaires*, et qui sont les éléments fondamentaux du muscle. Elles sont toutes *striées* dans les muscles de la vie de relation et sont au contraire *lisses* dans ceux de la vie végétative (hormis le cœur).

C'est sur le myolemme que les petites trichines sont déposées par le torrent circulatoire. Les unes restent là, au point où elles ont été apportées, les autres au contraire suivent les faisceaux primitifs et ne s'arrêtent dans leur marche que vers les insertions fibreuses du muscle où on les trouve toujours en plus grand nombre. Exécutent-elles cette course pour rechercher le lieu qui conviendra le mieux à leur développement, ou bien, comme le pense M. Zundel (1), pour

(1) Zundel, *Journal de méd. vét. de Lyon*, nos de juillet et août 1864.

se mettre à l'abri des contractions fibrillaires? nous ne le savons. Toujours est-il qu'une fois parvenues aux muscles, elles grossissent rapidement et ont atteint au bout de cinq ou six semaines tout le développement qu'elles doivent avoir dans ce tissu. Elles ont alors de 1^{mm} à $1^{mm},20$ environ de longueur et ont le corps en tout semblable à celui des trichines intestinales, seulement ici, les organes sexuels ne sont pas visibles et restent rudimentaires. Puis elles s'entourent d'un kyste au bout d'un mois à un mois et demi, et nous avons vu ce kyste apparaître même dès le vingt-deuxième jour.

Comment se forme le kyste? Le ver n'a grandi évidemment qu'aux dépens des fibrilles musculaires. Celles-ci attaquées par cet ennemi se sont enflammées, puis désorganisées au point de contact avec le ver; de là, des granulations qui se forment. L'inflammation s'est propagée au myolemme qui s'est épaissi, de la lymphe plastique a été sécrétée et la trichine se trouve bientôt isolée. La lymphe se condense, les granulations qui proviennent de l'atrophie des fibres musculaires grossissent, puis le myolemme s'épaissit de plus en plus, le kyste se dessine et a son plus grand diamètre dans le sens de la fibrille musculaire avec de nombreuses cellules adipeuses à ses deux extrémités. Ces cellules sont dues à la dégénérescence graisseuse du muscle. Puis les parois du kyste prennent chaque jour plus de consistance, tandis que le ver qui est à son centre s'enroule de plus en plus sur lui-même et semble comme plongé au milieu d'un liquide granuleux.

Jusqu'ici cependant le kyste a gardé assez de transparence pour laisser voir au travers le petit ver qu'il contient; mais plus tard les parois vont subir une modification importante. Çà et là de petits noyaux calcaires se montrent, se multiplient et finissent par cacher le ver de plus en plus; si bien que lorsque la crétification sera complète, l'œil ne pourra plus apercevoir le contenu du kyste. Peut-être serait-il possible alors de voir à l'œil nu ces kystes crétifiés sous forme de points blanchâtres dans les différents muscles qui les contiendraient.

Cette crétification est toujours lente à se faire. Virchow (1) dit n'avoir rencontré aucun dépôt calcaire chez un lapin infecté depuis sept mois, et le Dr Kestner (2) dit aussi avoir eu l'occasion d'examiner des kystes pris sur une jeune fille infectée depuis vingt et un mois, lesquels kystes ne contenaient que quelques rares traces de crétification.

Quant à la durée de la vie des trichines dans leur kyste, il est difficile de la préciser. Dans le cas que nous venons de rapporter de M. Kestner et qui datait de vingt et un mois, les trichines furent trouvées bien vivantes et servirent à infecter plusieurs lapins.

Dernièrement le Dr Groth (3) rapportait le cas d'un individu chez lequel les trichines vivaient encore au bout de huit ans d'infection.

Cependant la vitalité finit par s'éteindre chez elles lorsqu'elles demeurent trop longtemps dans les muscles, et déjà Bristow et Rainey (4) les avaient trouvées non-seulement mortes dans leur kyste, mais encore envahies elles-mêmes par les sels calcaires. Elles étaient divisées en fragments sur plusieurs points, réduites en poussière sur d'autres. Mais disons que ce n'est probablement que fort tard qu'arrive ce dernier degré de destruction, témoin le fait suivant de Laugenbeck de Berlin (5). Il s'agit d'un homme qui s'était infecté dix-huit ans auparavant, et chez lequel les trichines furent bien trouvées mortes, mais nullement altérées dans leur structure.

(1) *Loco citato*. En note, page 29.
(2) Étude sur le *trichina spiralis*, p. 16.
(3) *Gazette hebdom.*, n° de décembre 1864.
(4) *Loco citato*.
(5) Deutsche klinik, 1863, n° 24.

QUELQUES CAS DE TRICHINOSE

ET

SYMPTOMES DE LA MALADIE

Les observations de trichinose sont très-nombreuses aujourd'hui, tant en Allemagne qu'en Angleterre. Nous allons maintenant en faire connaître quelques-unes, à la suite desquelles nous ferons ressortir les principaux symptômes qui caractérisent la maladie.

1° *Observation de Zenker.* « Une servante de 20 ans fut reçue le 12 janvier 1860, à l'hôpital de Dresde, dans le service du Dr Walther. Elle était malade depuis Noël environ, et sa maladie avait débuté par un grand abattement suivi d'insomnie, d'anorexie, de constipation et de fièvre. A son entrée à l'hôpital, elle présentait une fièvre très-vive avec douleurs abdominales et grande agitation. On porta le diagnostic de *fièvre typhoïde*, mais avec réserve, car il n'y avait ni hypertrophie de la rate, ni roséole. *Puis les muscles devinrent très-douloureux*, surtout dans les extrémités, de sorte que la malade gémissait jour et nuit. Les bras et les jambes étaient très-roides. Puis survint un *gonflement œdémateux*, surtout au bas des jambes, et on crut pouvoir expliquer ce gonflement comme une exception dans cette fièvre. Plus tard parurent des phénomènes pulmonaires.

« Le 26 janvier, la faiblesse était très-considérable et la mort arriva le 27.

« Le lendemain, Zenker examina les muscles qui, en certains points, étaient gris rosé, tandis qu'ils étaient très-rouges ailleurs; et quel ne fut pas son étonnement, lorsqu'il trouva des trichines libres dans les muscles, enroulées de différentes manières ? »

Puis Zenker rapporte qu'il apprit plus tard que cette jeune fille avait mangé de la viande de porc. Celle-ci fut examinée et on la trouva remplie de trichines. La maîtresse de la maison, qui en avait mangé aussi, avait eu des crampes d'estomac, avec céphalalgie, fatigues très-grandes, et avait été soignée pour une *fièvre nerveuse*. Le propriétaire n'avait eu que des phénomènes *d'embarras gastrique*, et le boucher qui avait vendu la viande était resté *paralysé* pendant trois semaines environ (1).

2° *Observation de Bœhler* (4e de son Mémoire). « Clara....., âgée de 19 ans, tomba malade après avoir mangé de la viande trichinisée. La maladie débuta par un œdème de la face et des paupières ; en même temps survinrent des douleurs dans les bras et les jambes. Puis gonflement œdémateux aux mains et aux pieds. Le pouls entre 120 et 130.

« Le cas fut pris pour un *rhumatisme* et traité en conséquence. Ce ne fut que le septième jour de la maladie que les renseignements étiologiques mirent sur la voie de la véritable affection. Bœhler alors détacha, le douzième jour de la maladie, un petit morceau de biceps, et y découvrit plusieurs trichines vivantes.

« La convalescence se prononça à partir du vingt et unième jour et fut accompagnée de démangeaisons très-vives aux bras et aux jambes. Comme chez tous les autres malades, la jeune fille perdit ses cheveux durant six à huit semaines. Ce n'est qu'au bout de 5 mois qu'elle se trouva entièrement rétablie » (2).

3° *Observation de Wagner* (3). « Le premier cas, dit Wagner, que j'aie eu à observer, se présenta le 7 novembre 1863, chez un homme âgé de 30 ans, qui, vers le milieu d'octobre, avait été à Hettstœdt, où il avait mangé des saucisses fumées. Les symptômes

(1) Traduite par M. Cordès.

(2) Prise dans le Mémoire de M. Kestner.

(3) Arch. du Heilkunde, 1864; *Arch. génér. de méd.*, n° d'avril 1864, p. 467.

constatés à la première visite consistaient en une fièvre peu intense, un œdème également modéré de la face, des douleurs musculaires généralisées et tolérables, de l'inappétence et de la diarrhée. Le malade soutenait n'avoir pas mangé de viande crue, et c'est seulement plus tard, quand il était déjà convalescent, qu'il se rappela son repas de Hettstœdt. »

4° *Observation de Bœhler* (8ᵉ de son Mémoire). « Car. N....., servante, entre à l'hôpital de Plauen, le 16 mars 1862. L'affection avait débuté huit jours auparavant par de l'anorexie et un œdème subit de la face. On constata : face rouge, yeux injectés, langue rouge, humide, soif vive et sueurs, pouls à 120, douleurs et grandes lassitudes dans les bras et les jambes.

On diagnostique un *rhumatisme.*

Les 17 et 18, les douleurs augmentent, les muscles de l'avant-bras semblent tendus et durs, le moindre attouchement et les tentatives de mouvement augmentent les douleurs.

Le 19, les symptômes prennent un caractère typhoïde : céphalalgie, sécheresse de la bouche et du nez; insomnie; selles liquides. Morphine, boissons émollientes.

Les jours suivants, mêmes symptômes, persistance de la fièvre, de l'insomnie et de la diarrhée; les douleurs se généralisent; de l'œdème apparaît aux jambes (morphine et ipéca); sueurs continuelles et abondantes.

C'est seulement le 24 que le diagnostic est porté. L'arsenic fut administré alors. L'œdème, d'abord limité aux extrémités inférieures, avait successivement envahi tout le corps.

Le 28, l'hydropisie était devenue générale; les douleurs intolérables et rendaient tout déplacement impossible. La diarrhée se compliqua d'un violent ténesme.

Le 29 et le 30. Légère amélioration, sans les transpirations qui restent profuses. Les symptômes typhoïdes disparaissent peu à peu.

1ᵉʳ avril. Nouvelle recrudescence de l'anasarque.

Le 2. On trouve des trichines sur le biceps : elles sont libres, vivantes et bien développées.

L'amélioration se dessina lentement, avec des hauts et des bas portant surtout sur la diarrhée, les sueurs et l'anasarque. — A l'arsenic on substitua le soufre, puis la digitale.

A partir du 1er mai, le malade put se coucher sur le côté.

Le 7. Il y eut un épanchement pleurétique abondant à gauche qui diminua très-lentement.

Le 10. On procède à une deuxième exploration sur les muscles qui fait voir que les kystes sont déjà formés.

La malade avait perdu presque tous ses cheveux dans les dernières semaines ; mais au moment de sa sortie, ils commençaient à repousser » (1).

D'après les quelques observations que nous venons de citer, que la maladie ait été légère ou grave, nous voyons que certains signes ont été communs mais sans rien avoir de caractéristique cependant : tels sont la *fièvre*, l'*œdème de la face et des paupières*, *quelquefois des membres*, les *douleurs musculaires*, la *diarrhée* ou la *constipation*, les *sueurs*, la *chute des cheveux*, etc.

Pour bien les étudier dans leur apparition et bien nous rendre compte de leur signification, nous établirons, à l'exemple des auteurs, plusieurs périodes qui correspondront chacune à une phase de l'évolution de la maladie. Nous adopterons les trois suivantes :

1° Période de l'irritation intestinale.
2° — — musculaire.
3° — de terminaison.

1° *Période de l'irritation intestinale.*

Cette période qui commence peu de temps après l'arrivée des trichines dans l'intestin, finit ordinairement à l'époque où elles en

(1) Prise dans le mémoire de M. Kestner.

sont expulsées, c'est-à-dire entre le huitième et le douzième jour. Mais il n'en est pas toujours ainsi. S'il a été ingéré peu de vers, l'irritation intestinale sera évidemment de courte durée; si au contraire le nombre des trichines avalées est très-considérable, alors non-seulement l'inflammation qui aura été communiquée à la muqueuse intestinale sera vive pendant tout le temps de leur séjour dans l'intestin, mais cette phlegmasie pourra se prolonger longtemps après, comme cela se voit dans les cas graves.

On comprend donc que les phénomènes intestinaux soient variables; suivant le nombre de trichines ingérées, la susceptibilité de la muqueuse, et suivant encore le séjour de ces vers dans l'intestin. Tantôt en effet, les accidents seront si légers, qu'ils passeront ignorés par le malade, tantôt au contraire, ils se traduiront par de la diarrhée aqueuse ou contenant quelques taches de sang, par des coliques, des tiraillements dans le bas-ventre, plus rarement par de la constipation.

La langue est ordinairement sale, chargée. Il y a des nausées, des vomissements muqueux ou alimentaires ou bilieux, avec ballonnement du ventre, prostration, coliques vives dans les cas graves.

Le pouls est toujours élevé, à 100, 110, et la peau très-chaude.

Les malades ne succombent presque jamais dans cette période; mais, lorsque la mort survient par exception, on trouve la muqueuse rouge, boursouflée, les plaques de Peyer soulevées, et quelquefois même sur les animaux nous avons vu une véritable production diphthéritique sur certains point de l'intestin.

2° *Période de l'irritation musculaire.*

Cette période ne manque jamais, à moins que le nombre des trichines qui sont arrivées dans l'intestin ne soit excessivement minime. Nous avons dit, en effet, en faisant la description de ce ver, que chaque femelle pouvait renfermer de 400 à 500 œufs. *Deux ou trois milles femelles* pourront donc engendrer un *million de petites trichines*. Or songeons que ces deux ou trois mille mères peuvent être contenues dans *quelques bouchées* de viande et que le million de petits vers qui en naîtront sera bien plus que suffisant pour produire l'infection !

Cette période dure ordinairement de 4 à 5 septénaires, débute avec le passage des embryons dans les vaisseaux et avec leur arrivée dans le tissu musculaire. Elle s'annonce tout d'abord par de la lassitude, des frissons, bientôt suivis de *douleurs* dans les membres et d'un *œdème de la face et des paupières* qui ne manque presque jamais.

OEdème. — Bien souvent les membres supérieurs sont œdématiés; mais cet œdème a une marche très-aiguë et il disparaît ordinairement au bout de cinq ou six jours. Il se montre de préférence aux paupières et à la face, parce que le tissu cellulaire y est très-lâche et très-abondant. Il est surtout très-prononcé chez ceux qui ont la peau fine et délicate, comme chez les jeunes filles, les lymphatiques, etc., et s'accompagne presque toujours d'un peu de rougeur.

Les mouvements du globe oculaire sont gênés, douloureux, les pupilles souvent dilatées, et à l'ophthalmoscope on est parvenu à trouver quelquefois la papille œdématiée.

Ailleurs, sur les membres supérieurs ou inférieurs, il n'offre rien de particulier, mais il n'en est pas de même lorsqu'il se montre au larynx et détermine un œdème de la glotte, car les individus peuvent périr d'asphyxie.

A quoi tient-il ? Il est probable qu'il est dû à la gêne qu'éprouve brusquement la circulation par la présence de ces petits embryons dans les muscles. Ils compriment en effet les capillaires, peuven même s'accumuler dans les dernières ramifications : de là stase sanguine et exhalation de sérosité dans les tissus ambiants.

Douleurs musculaires. — Les douleurs musculaires qui se

font presque toujours sentir avant l'apparition de l'œdème, sont surtout vives aux membres où le moindre mouvement devient presque impossible. Il y a quelquefois de véritables contractures.

Elles tiennent sans aucun doute à l'inflammation des fibres musculaires en contact avec les vers et persistent jusqu'au moment où les parasites se seront entourés d'un kyste et ne pourront plus nuire, et même le plus souvent elle se font sentir encore longtemps après cet enkystement.

Phénomènes cutanés. — La peau est très-souvent le siége d'une sueur excessivement abondante. Cette sueur ne manque pas surtout pour peu que la maladie soit grave, elle est fétide et persiste longtemps. Il n'est pas rare dans ces cas de voir survenir sur la peau une éruption furonculeuse ou miliaire.

Phénomènes intestinaux. — La diarrhée qui s'était déclarée dans la première période, continue le plus souvent dans celle-ci. Le ventre est douloureux dans les cas graves, il y a du ballonnement, du gargouillement quelquefois. La langue est saburrale dans les cas légers, mais augmentée de volume dans les cas graves à cause de l'irritation que produisent les trichines qui ont envahi son tissu. Quant à l'urine, elle est ordinairement peu abondante et ne contient jamais d'albumine.

Phénomènes circulatoires. — Le pouls qui s'était accéléré à la première période, continue à s'élever et bat 115, 120 et même 130 par minute.

Enfin il y a de l'insommie, de l'agitation et de la soif très-vive.

3° *Période de terminaison.*

Ordinairement les phénomènes dont nous avons parlé disparaissent ou s'amendent entre le vingtième et le quarantième jour, mais néanmoins les malades restent abattus, faibles, languissants, sans appétit, *les cheveux tombent en abondance*, mais repoussent plus tard.

Les gros vaisseaux laissent entendre des bruits de souffle; il y a des tiraillements dans les membres et presque toujours un nouvel œdème vient se montrer à cette période et qui est d'autant plus prononcé en général que l'individu est plus faible. C'est en quelque sorte le criterium de l'état morbide en ce moment; s'il se généralise, il est probable que la constitution est fortement délabrée, si au contraire il reste limité à l'endroit où il s'est montré, ou s'il s'étend peu, il faut en conclure que la convalescence se fera plus franchement.

Dans tous les cas, cette convalescence est toujours très-longue, très-pénible, et ce n'est guère qu'au bout de quatre, cinq ou six mois que la guérison est définitive. D'autres fois même, dans les cas graves, ce n'est que beaucoup plus tard.

Malheureusement les choses ne se passent pas toujours ainsi et la mort survient quelquefois à la fin de la seconde période ou au début de celle-ci, au milieu d'accidents d'une gravité énorme et qui ont la plus grande ressemblance avec ceux de la fièvre typhoïde. Aussi quelques auteurs n'ont pas hésité à en faire une période qu'ils ont appelée *typhique*. Pour nous, nous ne voyons là qu'une complication de la maladie et nullement une phase nécessaire de son évolution. Ces phénomènes sont caractérisés par du gargouillement abdominal, des coliques, de la diarrhée ; il y a du délire, des contractures, des soubresauts dans les tendons, quelquefois même du coma, ce qui doit faire craindre une exhalation de sérosité dans les méninges. Puis les malades succombent, et à l'autopsie, contrairement à l'attente, on ne découvre aucune ulcération dans les plaques de Peyer.

ÉTIOLOGIE.

On a toujours observé jusqu'ici que la trichinose n'avait été produite que par l'ingestion de la viande de porc crue. Le porc n'est cependant pas le seul animal qui puisse contracter des trichines, comme nous allons le voir tout à l'heure. Mais de tous les animaux qui se trichinisent naturellement, il est le seul qui serve à la nourriture de l'homme, et l'on sait si sa viande est répandue!

Nous ferons cependant une exception pour le chat qui, lui aussi, se trichinise naturellement comme le porc et qui pourrait bien quelquefois communiquer la maladie à l'homme. Dans les campagnes, en effet, beaucoup de personnes ne dédaignent pas la chair de cet animal, et dans les villes ne serait-il pas permis de penser que plus d'une fois le chat a été servi aux consommateurs sous le nom de civet de lièvre?

On nous dira peut-être que si le chat est mangé, il est mangé du moins après cuisson. C'est vrai, mais nous dirons à notre tour que la cuisson ne tue pas toujours les trichines et que par conséquent le danger peut être réel.

TABLEAU DE QUELQUES ANIMAUX RECONNUS APTES A CONTRACTER DES TRICHINES.

Ils se divisent en deux catégories :

1° Ceux qui se trichinisent d'eux-mêmes naturellement;

2° Ceux qui ne se trichinisent que par les mains de l'homme.

1° *Animaux qui se trichinisent d'eux-mêmes à notre insu.*

MAMMIFÈRES.	OISEAUX.
1° Porc.	1° Chouette, chat-huant.
2° Chat.	2° Corneille.
3° Rat, mulot, souris.	3° Corbeau.
4° Taupe.	4° Épervier.
5° Blaireau.	etc.
6e Chien.	
etc.	

2° Animaux qui ne se trichinisent que par les mains de l'homme.

1° Cochon d'Inde.	1° Pigeon.
2° Lapin.	2° Poule.
etc.	etc.

Tableau des animaux qui ne se trichinisent pas.

1° Bœuf.	1° Oie.
2° Veau.	2° Canard.
3° Cheval.	3° Dinde.
4° Ane.	etc.
5° Mouton.	
etc.	

Dans nos deux tableaux, nous n'avons pas mentionné les poissons. C'est que les expériences manquent encore pour avoir le droit de se prononcer. Nous avons essayé cependant de trichiniser deux poissons appartenant au genre *cyprinus*, mais sans y parvenir.

Ils avaient mangé plusieurs grammes de chair de rat trichinisée, lorsque nous les avons tués une vingtaine de jours après : leurs muscles n'ont contenu aucune trichine. Faudrait-il inférer de là que toutes les autres espèces sont impropres à l'infection ? Nous n'oserions le faire et nous ne pouvons qu'attendre les expériences qui seront faites plus tard sur eux.

Dans tous les cas, s'il était démontré que les poissons ne se trichinisent pas, nous ne serions pas trop surpris du résultat et nous serions tenté de le mettre sur le compte de leur température qui est toujours très-basse. Un interne des hôpitaux de Paris, M. Legros, nous a raconté qu'il était bien parvenu à infester des salamandres (tritons), mais que les trichines finissaient toujours par mourir lorsque la température des salamandres devenait trop basse.

DU MODE PROBABLE SUIVANT LEQUEL LES TRICHINES ARRIVENT CHEZ LES ANIMAUX QUI S'INFECTENT A NOTRE INSU.

Nous savons bien parfaitement aujourd'hui que c'est dans le porc que l'homme trouve le germe de sa maladie. Mais nos connaissances sont moins précises lorsqu'il s'agit de dire de quelle manière les trichines pénètrent dans le porc et les autres animaux qui s'infectent naturellement.

1° *Porc*. — C'est le Dr Leidy qui, en 1847, a observé le premier la trichine sur le porc dans l'Amérique du Nord. On n'a pas encore pu saisir chez lui le moment où cette infection se fait. M. Zundel (1) serait porté à croire cependant que bon nombre de ces affections auxquelles les vétérinaires donnent le nom d'*affection typhoïde*, de *fièvre érysipélateuse du porc*, ne sont que des états morbides déterminés par les trichines. Cette opinion peut bien être fondée, car en trichinisant les porcs, on produit chez eux des accidents analogues à ceux qui caractérisent ces deux maladies.

Un naturaliste allemand, Schaackt, avait avancé que les porcs s'infectaient en mangeant des betteraves dans lesquelles, disait-il, se rencontraient fréquemment des trichines; mais il a été démontré depuis que les petits vers des betteraves ne sont pas de véritables trichines.

D'après nos connaissances actuelles, nous croirions plutôt que cette infection se fait suivant l'une des trois manières suivantes :

1° Par l'usage des viandes avec lesquelles on les élève dans quelques pays (en Allemagne, par exemple);

2° Par les petits animaux auxquels ils font la chasse et qu'ils mangent volontiers, tels que rats, taupes, etc.

(1) Zunder, *loco citato*

3° Par les excréments dans lesquels ils ont l'habitude d'aller fouiller.

Cette viande qui sert à leur nourriture, ces rats, ces taupes qu'ils mangent quelquefois peuvent renfermer des trichines et les transmettre aux porcs. Mais nous sommes certainement plus près de la vérité en disant que c'est surtout dans les excréments, dans les fumiers, dans l'eau croupissante des basses-cours qu'ils trouvent les germes de leur maladie. Le Dr Leuckart s'est assuré, en effet, que les matières fécales des porcs qui venaient de manger de la chair trichinée renfermaient presque toujours, pendant quelques temps, des trichines vivantes et pleines d'embryons qui s'étaient spontanément détachés des parois intestinales. Ce fait ne doit certainement pas être exclusif aux porcs et doit se rencontrer sur beaucoup d'autres animaux qui s'infectent, et l'on peut alors pressentir tout le danger qu'ils courent en venant fouiller dans les matières fécales, d'autant plus que les trichines vivent encore très-longtemps même hors de l'organisme.

2° *Taupe.* — Nous avons classé la taupe parmi les animaux qui s'infectent naturellement. Cependant il n'est pas bien démontré que le ver qu'elle renferme soit bien réellement une trichine, car on le trouve non-seulement dans les muscles, mais dans le système nerveux, le système cellulaire, dans quelques organes, comme le foie, la rate, etc.

Il serait peut-être plus raisonnable de penser que cet helminthe est le même que celui qui se trouve (et qui d'après Virchow et Gerläcker n'est pas une trichine) dans le ver de terre, l'escargot, la limace, les chenilles, les larves de hanneton, etc., dont la taupe se nourrit exclusivement. La taupe, disons-le en passant, ne se nourrit pas de végétaux, comme le croient encore presque tous les agriculteurs, mais c'est au contraire un petit animal qui fait une chasse active à tous les destructeurs de la jeune plante. Elle peut bien quelquefois renverser, déraciner cette petite plante dans les longues galeries qu'elle se creuse pour atteindre sa proie. Mais n'est-ce pas là un bien petit dommage à côté des grands services qu'elle rend à l'agriculture?

3° *Rats, souris.* — Ces petits animaux ont été trouvés souvent porteurs de trichines. Il est probable qu'ils gagnent leur infection en fréquentant les écuries, les basses-cours des habitations autour desquelles ils vivent, soit en cherchant leur nourriture dans le fumier ou bien même en mangeant de la chair de porc malade.

4° *Chat.* — L'infection du chat s'explique par celle des rats dont il se nourrit surtout. Et puis n'a-t-il pas plus que tout autre la facilité de se trichiniser en mangeant de la viande de porc?

5° *Chien.* — Les expériences de Virchow, et celle que nous avons faites nous-même, prouvent que les embryons ne pénètrent pas dans les muscles du chien. Les trichines qui ont été ingérées se développent parfaitement bien dans l'intestin, elles produisent même de petites trichines; mais les trichines mères, comme celles qui viennent de naître, sont expulsées de l'intestin.

Cependant Herbst, Leuckart, etc., ont pu retrouver des embryons dans le tissu musculaire des chiens qui avaient servi à leurs expériences, mais ils ont toujours été en très-petit nombre.

Oiseaux.

Tous les oiseaux dont nous avons parlé, chat-huant, corneilles, chouettes, etc., s'infectent de la même manière en mangeant soit les petits animaux qu'ils chassent, tels que rats, mulots, campagnols, etc., ou bien même la chair des grands animaux qu'ils trouvent dans les charniers et qui peut renfermer des trichines.

Animaux qui se trichinisent artificiellement.

Nous avons cité le lapin, le cochon d'Inde, les poules, les pigeons, etc. Bien que la maladie n'ait pas encore été observée chez eux en dehors des cas où elle a été produite par l'homme, il ne serait pas impossible cependant que, dans une épidémie de trichinose, ils devinssent à leur tour autant de foyers de l'infection. Nous savons en effet que le lapin peut facilement contracter des cysticerques en mangeant des plantes sur lesquelles des œufs de tænia auraient été déposés avec les matières fécales, et nous nous rappelons en avoir observé une quantité incroyable dans une autopsie de ces animaux, dans le foie, les poumons, le péritoine et surtout sur le mésentère. Il n'y aurait donc rien d'impossible à ce que le lapin et le cochon d'Inde vinssent un jour à gagner la trichinose par une façon semblable.

Et puis les poules, les pigeons qui vivent constam e dans notre contact, ne pourraient-ils pas, eux aussi, la contracter pareillement ?

nimaux réfractaires à la maladie.

Virchow, Leuckart, Mosler, etc., n'ont jamais pu transmettre des trichines aux bœufs, moutons, veaux, etc., sur lesquels ils ont expérimenté. D'un autre côté, à l'école vétérinaire de Dresde, on n'est jamais parvenu non plus à infecter le cheval et l'âne.

Cependant dans une épidémie qui a éclaté en 1862 à Calbe, plusieurs personnes qui furent malades assurèrent n'avoir jamais mangé que de la viande de bœuf. Mais Virchow fait remarquer avec beaucoup de justesse que rien ne prouve que ces personnes ont eu réellement la trichinose, puisque l'examen microscopique de leurs muscles qui est le seul valable pour lever les doutes, ne fut pas fait par les médecins. Dans le cas même où l'infection aurait été réelle, il aurait fallu savoir, avant de mettre la maladie sur le compte du bœuf, si la chair de cet animal n'avait pas été, chez le boucher, en contact avec celle du porc.

M. Kestner (1) rapporte en effet qu'à Leipzig six ouvriers furent

(1) Kestner, *loco citato*, page 53.

atteints de trichinose pour avoir mangé de la viande de bœuf crue qui s'était trichinisée par son contact avec de la viande de porc farcie de ces petits vers, soit par l'intermédiaire du tranchet, soit sur l'étalage du boucher.

Bien plus, d'après le professeur Haubner, on aurait vu, aux écoles vétérinaires de Dresde et de Munich, les trichines de chairs infectées se communiquer à des larves de mouches qui avaient été déposées sur elles.

Quant aux oiseaux, les expériences, d'après M. Zundel (1), auraient démontré que ce sont les palmipèdes qui sont impropres à se trichiniser.

DIAGNOSTIC.

Le médecin qui ne serait pas prévenu des lésions que peuvent causer la pénétration des trichines dans l'organisme serait certainement exposé à les méconnaître, s'il se trouvait en présence d'un sujet empoisonné par ces petits vers. C'est que les symptômes de trichinose n'ont rien de spécial, rien de pathognomonique.

Dans la première période, ce sont des phénomènes en tout semblables à une *entérite*, à une *dysentérie*, ou bien à une *péritonite*, à un *embarras gastrique*, etc.

Dans la deuxième période, l'œdème de la face et des membres qui peut être pris comme symptomatique d'une *albuminurie*, et les douleurs musculaires, pour celles de *rhumatisme*.

Dans la troisième période où la convalescence est toujours longue, les malades ont de l'anémie, de l'amaigrissement, des signes de *consomption* qui plus d'une fois ont fait croire à une *phthisie*, comme nous le dit Virchow.

Et puis dans les cas graves, alors que cet état vient à se compli-

(1) Zundel, *loc. cit.*

quer de *phénomènes typhiques*, comment ne pas tomber dans l'erreur et ne pas croire à une *fièvre continue?*

Aussi sommes-nous persuadé que la trichinose aura été confondue dans plusieurs cas avec l'une ou l'autre de ces maladies, grâce aux nombreuses difficultés qui entourent son diagnostic.

Tous ces rhumatismes dont la forme sort quelquefois de l'ordinaire, ces fièvres typhoïdes dans lesquelles les lésions intestinales sont peu ou pas marquées à l'autopsie, et ces états morbides, mal définis, auxquels on a donné le nom de rhumatismes compliqués de fièvre typhoïde, pourraient bien n'être que des cas de trichinose. Qui sait même si ces fièvres dites typhoïdes et qui éclatent parfois à la même époque sur plusieurs membres d'une même famille, et qu'on a données comme exemple de la contagion de cette maladie, ne sont pas, elles aussi, des cas d'infection par les trichines? Et puis, ce n'est pas tout, la trichinose peut revêtir quelquefois des allures toutes particulières qui viennent encore augmenter les causes d'erreur. C'est ainsi que l'épidémie de Heltstœdt fut prise au début pour une *cholérine*, à cause de l'abondance des sécrétions intestinales, et celle de Magdebourg, pour un *sclérème aigu* des adultes, à cause de l'endurcissement du tissu cellulaire produit par l'épanchement de sérosité, etc., etc.

Pendant longtemps, en Allemagne, on a mis sur le compte d'un poison inconnu des cas nombreux de maladies occasionnées par l'ingestion du jambon ou du saucisson; mais aujourd'hui on s'accorde généralement à penser que ce principe toxique, sur lequel les chimistes ont toujours varié, n'était autre que la trichine.

On le voit, le diagnostic de la trichinose sera toujours difficile à faire à cause de la diversité de ses lésions. Dans les cas cependant où l'on viendrait à soupçonner une infection par la viande de porc, en s'appuyant soit sur l'étude des symptômes, soit sur les renseignements donnés par les malades, il ne faudrait pas hésiter à faire de suite un examen microscopique qui seul pourrait lever les doutes.

Si l'on était aux premiers jours de la maladie, il faudrait d'abord examiner la viande suspecte, et s'il était impossible de se la procurer, il ne faudrait pas craindre de faire tous les jours l'examen des selles du malade, dans lesquelles on pourrait retrouver quelques trichines. Mais c'est surtout vers la fin du premier ou au commencement du deuxième septénaire que cet examen devrait être fait, alors que sont expulsées les trichines qui ont servi à la reproduction.

Plus tard, l'examen doit être dirigé du côté du système musculaire.

Welcker avait prétendu qu'on pouvait voir, par transparence de la muqueuse, les trichines qui se trouvaient répandues dans les muscles, à la face inférieure de la langue, et li disait les avoir vues ainsi chez un chat. Nous dirons qu'il nous a toujours été impossible de les apercevoir de cette manière chez les lapins que nous avons examinés. Il est probable cependant qu'on les découvrirait ainsi sous forme de points blanchâtres s'il s'agissait de trichines entourées d'un kyste crétifié.

Le moyen le plus sûr consisterait à aller saisir au sein des muscles quelques petites parcelles à l'aide d'un instrument *ad hoc*, dont on ferait aussitôt l'examen histologique. Sans doute, il faudrait puiser de préférence dans les muscles qui contiennent habituellement le plus de trichines : tels que les masséters, les muscles du larynx, etc.; mais les plus petites lésions de ces organes pouvant être pénibles et trop douloureuses, mieux vaudrait en choisir d'autres chez lesquels la lésion faite par l'instrument serait insignifiante. Les muscles biceps, aux bras; jumeaux, aux jambes, et peut-être plus spécialement le paucier au cou, qui est si superficiel, seraient ceux qui conviendraient le mieux. Seulement, dans les cas négatifs, l'examen devrait être répété et devrait porter sur plusieurs points, et de préférence vers les attaches musculaires où les trichines sont toujours en plus grand nombre.

Déjà, en Allemagne, le Dr Middeldorff a inventé un petit harpon dont l'usage est fort répandu. Mais, comme nous ne savons en quo il consiste, nous conseillerions pour cet effet le petit instrument très-ingénieux que vient d'inventer M. Duchenne (de Boulogne) sous le nom d'*emporte-pièce histologique* (voir la description de cet instrument, *Gazette des hôpitaux*, n° du 3 août 1865), et qui nous paraît devoir remplir parfaitement le but pour lequel il a été construit.

Maintenant s'agit-il d'une de ces formes de trichinose qui éclatent avec tous les signes d'un empoisonnement après l'ingestion du jambon ou des saucisses? Évidemment, il n'y aura que l'examen microscopique qui pourra donner la raison de cet accident. Et s'il n'est pas fait, combien ne vont pas être graves les conséquences d'une semblable omission, s'il y a des personnes accusées d'avoir commis cet empoisonnement dans un but criminel! Nous allons citer le cas suivant qui nous paraît bien propre en effet à donner une idée de toute cette importance, et qui est rapporté par le professeur Langenbeck, de Berlin.

« En enlevant un cancroïde du cou chez un client venu de la province, Langenbeck remarqua que le muscle paucier présentait un aspect insolite. Le microscope démontra qu'il était rempli de trichines *mortes*, renfermées dans des capsules *crétifiées*. On s'enquit alors des circonstances dans lesquelles avait pu s'opérer l'infection, et voici ce que l'on apprit :

En 1845, une commission composée de huit personnes s'était rendue dans une ville du district de Lansitz pour inspecter les écoles. Une collation composée de jambon, saucisses, fromage, veau rôti et de vin blanc ayant été servie à la commission, sept des membres seulement y prirent part, le huitième était absent à ce moment et ne prit qu'un verre de vin rouge au dessert.

Au bout de trois ou quatre jours, les sept convives furent pris de *diarrhée intense*, de *douleurs au cou*, d'*œdème de la face et des extrémités*. Chez quatre d'entre eux les accidents furent *mortels*, et les trois autres, y compris l'opéré de M. Langenbeck, ne se rétablirent qu'après *une longue maladie*.

Des rumeurs d'empoisonnement se répandirent comme on pouvait le penser. Une enquête fut ordonnée et donna un résultat négatif. Le public n'en resta pas moins fidèle à ses soupçons, et le propriétaire de l'hôtel dans lequel avait été servie la collation, se trouva bientôt sans client et dut émigrer. »

PRONOSTIC.

On peut déjà *a priori* penser que le danger est en raison directe du nombre de trichines qui ont été ingérées et de la quantité d'embryons qui auront pénétré dans l'organisme. C'est en effet ce que démontrent les expériences faites sur les animaux et les faits observés sur les malades.

Chez tous les lapins auxquels nous avons donné une petite quantité de viande, nous n'avons vu survenir que peu de changement dans leur état, tandis que ceux qui, au contraire, en avaient pris des doses plus considérables maigrissaient considérablement, et quelques-uns même finissaient par succomber.

Virchow d'ailleurs cite le fait suivant arrivé pendant l'épidémie de trichinose à Burgk (près de Magdebourg) : « Une femme qui avait mangé de la viande de porc étendue sur un morceau de pain, mourut de l'infection, tandis que son petit enfant qui n'avait fait que lécher la cuiller dont elle s'était servie, ne fut que légèrement malade». (2)

De plus il faut tenir compte du sexe et de la constitution des sujets, car on a presque toujours remarqué que les femmes étaient

(1) Deutsche klinique, n° 21, 1863, qar Langenbek de Berlin. Kestner. p. 71.

(2) Virchow, *loco citato*, page 32.

plus gravement atteintes que les hommes, et que la maladie était surtout grave chez les personnes débilitées.

Voici les chiffres de mortalité de quelques épidémies :

A Plauen,	2	morts sur		50	malades.
A Calbe,	7	»	»	38	»
A Hettstœdt,	27	»	»	158	»
A Bourg,	11	»	»	50	»
etc.,	etc.,			etc.	

D'après ce que nous avons vu, la trichinose revêt donc deux formes :

1° Une forme bénigne.
2° » maligne.

1° *Trichinose bénigne.*

Dans ces cas, les symptômes sont assez modérés ou du moins ne font craindre aucun danger immédiat pour la vie du malade. La guérison arrive presque toujours, mais la convalescence, même dans les cas les plus légers, est longue et ce n'est quelquefois qu'au bout de 4 ou 5 mois que les sujets sont complétement remis.

2° *Trichinose maligne.*

Dans cette forme, les malades succombent assez souvent soit aux accidents *typhiques* ou *rhumatismaux*, peut être plus souvent à une *pneumonie* qui éclate ordinairement dès le début de la seconde période. Cette phlegmasie pulmonaire siége plus souvent à gauche qu'à droite, et à l'autopsie on constate souvent des infarctus au milieu du parenchyme des poumons.

M. Kestner pense que ces infarctus sont dus à des détritus de fibres musculaires qui se seraient engagés dans les capillaires veineux et auraient été entraînés aux poumons. Mais ne pourrait-on pas penser au contraire qu'ils sont constitués par des amas d'embryons qui se seraient accidentellement logés dans le parenchyme pendant leur course dans le système circulatoire ?

Dans les cas où la guérison survient, la convalescence sera toujours très-pénible. L'anasarque qui se montre à ce moment aura de la tendance à se généraliser. Elle gagnera les membres abdominaux, la cavité péritonéale, quelquefois même la plèvre et le péricarde. Mais au bout d'un temps plus ou moins long, ces différents épanchements finiront par se résorber, les forces reviendront peu à peu et la guérison ne sera définitive que longtemps après le début de la maladie, quelquefois même les sujets finissent par succomber dans le marasme plusieurs années après.

DES MESURES A PRENDRE CONTRE LA PROPAGATION DES TRICHINES.

Depuis les temps les plus reculés de l'histoire, le porc a été regardé par certains peuples, comme un animal immonde, dont la chair était nuisible à la santé de l'homme. C'est ainsi que les brahmanes, les Egyptiens, les Juifs s'astreignirent de bonne heure à ne pas en faire usage, et plus tard la religion de Mahomet a adopté la même règle.

Le porc, en effet, par ses habitudes de malpropreté, a dû être de tout temps plus sujet que tout autre animal à contracter des maladies communicables à l'homme et de là sans doute la proscriptiondont sa chair a été frappée chez ces différents peuples.

Dans ces derniers temps, quelques hommes en Allemagne, qui avaient été effrayés des ravages que produisaient les trichines, n'avaient pas hésité à demander la suppression de toute espèce d'alimentation par la chair du porc. C'était agir en vertu de l'axiome : « Aux grands maux, les grands remèdes. » Mais, dans l'époque actuelle où le porc entre pour une si large part dans la nourriture, le remède eût été trop grand, car il aurait enlevé à des millions de personnes la seule viande qu'elles consomment.

Aussi croyons-nous que le meilleur remède à opposer aux ravages des trichines consiste d'abord à prévenir la trichinose chez le porc par tous les moyens qui sont en notre pouvoir, et ensuite à ne faire usage de sa chair que lorsqu'elle aura subi *une cuisson bien faite* qui seule peut mettre à l'abri du danger.

Voici les moyens qu'il faudra employer :

1° Veiller à la nourriture et à la propreté des porcs.

2° Inspecter la viande de ces animaux.

3° Ne la manger qu'après la salaison, la fumigation et la cuisson.

1° *Veiller à la nourriture et à la propreté des porcs.*—On a remarqué que ce sont ceux qui sont élevés dans les écuries et les basses-cours qui s'infectent le plus facilement. C'est qu'ils ont quelquefois pour nourriture des débris d'autres animaux qui peuvent être infectés et que là ils vivent constamment au milieu du fumier et des matières fécales dans lesquels ils trouvent, comme nous l'avons dit, très-souvent le germe de leur maladie.

Supposons maintenant un de ces animaux atteints de trichines, il est facile de voir que tous les autres de la ferme seront menacés du même danger, car les excréments du porc malade, qui renferment presque toujours quelques trichines, pourront être mangés par un autre qui s'infestera. Puis celui-ci transmettra des trichines de la même manière à un autre et ainsi de suite pour tout le troupeau et l'on pense aujourd'hui que l'épidémie de trichinose qui a sévi dernièrement sur les porcs de la Saxe n'a pas eu d'autre mode d'extension.

Les porcs qui vivent loin des fermes, au milieu des champs, contractent plus difficilement la maladie que les autres ; cependant on a vu des épidémies de trichinose se déclarer chez eux, et Virchow nous apprend que, dans ces derniers temps, tous les porcs de la Hongrie qui sont élevés aux pâturages, furent atteints de la maladie. Ce n'est certainement pas par les végétaux, qu'ils gagnent leur infection, car le sanglier qui ne se nourrit que de racines, de glands, de jeunes plantes, n'a jamais été trouvé porteur de trichines, mais c'est probablement, comme nous l'avons dit, par les rats et les souris qu'ils mangent quelquefois.

Donc, en raison de ces faits, il faudra :

1° Laver soigneusement les mangeoires de ces animaux et tous les objets qui sont à leurs usages.

2° Tenir propres les écuries, les basses-cours, et éloigner de leur portée les latrines de l'homme ;

3° Empêcher autant que possible les rats et les souris de fréquenter leurs écuries;

4° Ne leur donner qu'une nourriture végétale.

Disons cependant que cette dernière recommandation ne doit pas être trop exclusive, car on pourrait sans danger leur donner de la viande de cheval, qui n'est pas apte à contracter des trichines, et dont les porcs s'accommodent très-bien, sans que la viande de ces animaux perde de sa bonté. Par ce moyen même, on pourrait peut-être un jour faire disparaître les chantiers d'équarrissage qui infecfectent les abords des grandes villes.

2° *Inspecter la viande de porc.* — La simple inspection des yeux serait insuffisante, à cause de la petitesse extrême de ces vers; elle ne pourrait avoir de la valeur que dans le cas où les kystes seraient crétifiés. Ils se présenteraient alors dans les muscles sous la forme d'un piqueté blanchâtre qui tout de suite ferait soupçonner l'infection. Mais cette circonstance ne doit pas se rencontrer souvent ici; car la crétification n'arrive que très-tard, et les porcs au contraire sont sacrifiés tout jeunes.

Aussi faudrait-il avoir recours d'emblée au seul mode certain : *l'examen microscopique*. Encore devons-nous dire que cet examen même ne suffirait pas s'il s'agissait de saucissons. Ceux-ci en effet sont très-souvent composés de différentes viandes qui ne proviennent pas toutes du même porc. On comprend alors que, pour être complet, cet examen devrait porter sur toutes les diverses parties dont se compose le saucisson, ce qui évidemment est impossible à faire.

Dans tous les autres cas, au contraire, le microscope donnerait des résultats d'une haute importance. Seulement que de difficultés dans son application ! Dans les villes qui possèdent un abattoir où sont tués les porcs, il serait facile cependant d'initier une personne au maniement du microscope et de la charger ensuite de faire l'examen de la viande. Pour cela, il suffirait d'examiner deux ou trois muscles qui dans les cas d'infection ont le triste privilége d'être plus riches en trichines que les autres : tels que le masséter, le diaphragme, etc. Suivant le résultat obtenu, la viande serait arrêtée ou livrée à la consommation.

Mais dans les villes qui n'ont pas d'abattoir, dans les campagnes, nous avouons qu'il serait bien difficile de trouver le moyen de faire passer sous les yeux armés du microscope toute la viande de porc qui s'y consomme, quand on songe à l'éparpillement dans lequel elle doit se trouver.

L'usage du microscope pourrait être, selon nous, appliqué avec le plus de facilité sur les bâtiments dont le personnel se nourrit presque exclusivement de jambon et de saucissons. Toutes les conditions seraient ici réunies pour que cet examen fût bien fait. Le médecin du bâtiment se chargerait de ce soin, et là, il serait facile de ne pas laisser circuler de viande avant qu'elle eût passé sous ses yeux. De cette manière, on préviendrait certainement le retour de cas semblables à ceux que nous allons rapporter.

« Un vaisseau hambourgeois (1) fit retour de Valparaiso où

(1) Virchow, *loc. cit.*, page 26. D'après Tungel.

avant le départ on avait acheté un porc vivant. Ce porc fut tué à bord du vaisseau, le 1er avril de l'année..... On en consomma immédiatement 15 kilog. et le reste fut salé. Plusieurs hommes de l'équipage tombèrent malades à l'arrivée du bâtiment et deux moururent. Chez l'un d'eux, un mousse de 16 ans, qui succomba le 24 avril, on trouva un grand nombre de trichines, non enkystées, répandues dans les muscles. »

Nous trouvons dans *l'Union médicale* du 23 août 1864, les quelques lignes suivantes signées du Dr Garnier :

« Un événement presque inconnu dans *les Annales maritimes* vient de frapper le navire anglais *Ouse*. Les dix hommes d'équipage sont tombés malades à la fois et ont présenté des symptômes toxiques. Or, bien que le *cook* soit prévenu d'empoisonnement, le docteur Althans trouve une frappante ressemblance dans la relation des symptômes avec ceux observés, il y a quelques années, sur un navire marchand allant de Valparaiso à Hambourg, dont tout l'équipage fut empoisonné par les trichines. »

Maintenant, il nous reste à signaler une cause d'erreur qui pourrait être commise dans cet examen. On rencontre très-souvent dans les muscles du porc (et surtout dans le cœur du mouton) de petits corps blanchâtres appelés *corpuscules de Rainey* et qui pourraient être pris à un examen superficiel pour des kystes de trichines. Mais ils ont presque toujours un petit prolongement en forme de queue et ont l'intérieur rempli de granulations brillantes qui tout de suite empêcheront de commettre l'erreur. Dans les cas douteux, il faudrait alors traiter ces petits corps par l'acide chlorhydrique dilué qui n'aura aucune action sur les corpuscules de Rainey, tandis qu'il dissoudra le kyste des trichines et mettra celles-ci à découvert.

3° *Ne manger la viande qu'après salaison, fumigation, ou cuisson.*

1° *Salaison.* — La salaison, d'après les expériences de Haubner, Leisering, etc., ne tue les trichines qu'au bout d'un temps très-long, de sorte que ce procédé est très-incertain, puisqu'il sera toujours difficile de dire à quel moment les trichines seront mortes ou ne le seront pas.

2° *Fumigation.* — Telle qu'elle se pratiquait autrefois en Allemagne, la fumigation était excellente pour les tuer. Les chairs étaient exposées pendant un temps très-long à la fumée et à l'action de la chaleur du foyer de la maison, de sorte qu'elles se desséchaient lentement dans toutes leurs parties et subissiaent pour ainsi dire une véritable coction.

Mais Virchow nous apprend qu'aujourd'hui les choses s'expédient beaucoup plus vite, soit à cause de la consommation qui est devenue plus considérable et ne donne pas au fabricant le temps de bien la faire, soit parce que les consommateurs préfèrent une viande plus succulente et plus fraîche. Aussi les fabricants se contentent-ils maintenant de frotter le jambon ou le saucisson avec de la créosote, de l'acide pyroligneux ou toute autre substance empyreumatique et on les expédie ainsi aux consommateurs. On comprend combien ce procédé est défectueux, au point de vue qui nous occupe, car si la surface de ces viandes se dessèche, le centre reste tout à fait intact, frais et succulent.

Nous ne savons pas au juste de quelle manière se pratique la fumigation en France. Aussi ne pourrions-nous dire si ce procédé offre ou non des garanties contre l'infection.

3° *Cuisson.* — La cuisson est certainement le moyen le plus sûr pour tuer les trichines et se préserver de l'infection. Mais il faut qu'elle soit bien faite, car une cuisson ordinaire ne suffirait pas à les faire périr s'il s'agissait de morceaux de viande volumineux. Dans une cuisson habituelle, il est rare en effet que les parties centrales d'une grosse quantité de viande reçoivent la même température que les parties superficielles, car tandis que celles-ci se rapprochent de plus en plus de la température de l'eau bouillante, les parties centrales restent à peu près entre 60° et 70°.

Voici au reste quelques expériences faites par le Dr Küchenmeister sur des morceaux de viande volumineux :

Au bout d'une demi-heure de cuisson :

Température externe de la viande.	Température interne de la viande.
60° centig.	55° centig.

Au bout de plus d'une heure :

Température externe.	Température interne.
de 77° à 80°.	Pas indiquée.

Au bout d'une heure, par morceaux plus petits :

Température externe.	Température interne.
Pas désignée.	70° à 75°

Au bout d'une heure, côtelettes et saucissons :

Température externe.	Température interne.
Pas désignée.	60°

Si au bout d'une heure de cuisson, des côtelettes et des saucisses n'ont reçu qu'une température de 60° dans leurs parties centrales, à plus forte raison doit-on penser que cette température serait encore bien inférieure pour des morceaux de viande volumineux. Or, il importe de bien savoir que les trichines ne meurent pas à 55° ou 60° pas même à 70°, 80° et qu'elles ne sont tuées sûrement qu'à 100°. Plusieurs fois nous avons plongé pendant quelque temps dans de l'eau à 70° ou 80° des fibrilles qui contenaient des trichines, et à leur sortie de l'eau, nous retrouvions les trichines encore bien vivantes; mais venaient-elles à être plongées dans de l'eau à 100°, alors elles mouraient assez rapidement et nous les retrouvions complétement déroulées.

Si nous résumons nos moyens de prophylaxie, nous voyons que les deux premiers sont bien difficiles à exécuter, et que dans le troisième il n'y a guère que la cuisson bien faite qui offre des garanties sérieuses contre l'infection.

On se demandera maintenant s'il n'y a aucun danger à manger de la viande cuite remplie de trichines. M. Chauveau n'a vu survenir aucun accident chez un lapin auquel il avait donné une bonne quantité de viande cuite. D'ailleurs, on a vu en Allemagne des personnes avoir fait usage de cette viande cuite pendant un temps très-long sans en rien ressentir. Disons cependant qu'il survient quelquefois de la diarrhée avec quelques coliques; mais ces cas sont l'exception.

TRAITEMENT

Il serait de la plus haute importance de commencer le traitement lorsque les trichines sont encore dans l'intestin et n'ont pas produit des embryons, car plus tard, les trichines musculaires résistent à tous les moyens. On pourrait peut-être, en agissant à temps, chasser les trichines de l'intestin et mettre les sujets à l'abri de l'infection.

Mais il faut bien savoir que ce résultat n'est pas facile à obtenir et que les purgatifs les plus énergiques, comme les anthelminthiques les plus connus, n'ont presque jamais empêché le développement de la maladie. C'est que, logées au milieu des villosités intestinales, elles échappent par leur ténuité aux sécrétions qui ne peuvent les entraîner. Il y a bien toujours quelques trichines cependant qui sont expulsées avec les selles (et nous avons dit que tel était le cas chez les différents animaux infectés); mais le plus grand nombre restent dans l'intestin et continuent à croître.

Aussi le médicament efficace serait donc celui qui irait les tuer directement, sur place, et d'après les expériences que nous avons faites, nous serions porté à doter la benzine de cette propriété.

1° *Traitement de la première période*

(*Trichines intestinales*)

Les Drs Fiedler, Knoch ont expérimenté : la santonine, l'huile de fougère éthérée, l'écorce de grenadier, les évacuants, tels que le calomel, l'huile de ricin, etc., etc., et n'ont obtenu aucun résultat.

« A deux lapins qui avaient été infectés de la veille, nous avons essayé l'aloès ; l'un d'eux est mort asphyxié, en avalant une pilule, le quatrième jour de l'expérience, et l'autopsie nous a fait voir que les trichines intestinales n'avaient subi aucune altération.

Le second a été pris d'une diarrhée intense, a maigri considérablement et a été tué vers le neuvième jour. A l'autopsie, même résultat négatif. »

Tout récemment MM. Kestner et Zundel ayant recommandé la glycérine, nous l'avons aussi donnée à plusieurs animaux.

« Nous faisons avaler à un cochon d'Inde, deux jours après son infection, une dose de 0,20 c. de glycérine que nous élevons graduellement de 0,20 c. chaque jour.

« Il a été sacrifié au bout de 20 jours, et nous avons trouvé ses muscles farcis de trichines. »

« Un lapin avait absorbé de 7 à 8 grammes de viande trichineuse, lorsque deux jours après, nous injectons dans l'estomac, à l'aide d'une sonde œsophagienne, 1 gramme de glycérine. Tous les jours la dose est augmentée et il arrive au bout de peu de temps à prendre de 2 grammes à 2 gr. 50 de glycérine. Vingt jours après son infection, il est sacrifié et les muscles montrent encore de nombreuses trichines. »

Tous ces échecs ne doivent pas être surprenants, pour ceux qui connaissent la résistance vitale de ces vers.

Nous avons déjà dit que l'eau ne les tuait qu'à 100°.

Le professeur Mosler a constaté que l'huile de térébenthine ne les faisait périr qu'au bout de trente heures d'immersion ;

Le chloroforme, au bout de cinq heures;

La liqueur arsenicale de Fowler, au bout de vingt heures.

Le Dr Knoch les a vues résister à un froid de 6°.

Le bichlorure de mercure ne les a tuées sous nos yeux qu'au bout de dix-huit heures d'immersion; le vin aromatique, au bout de vingt-trois heures; le perchlorure de fer, seize heures après. L'huile d'olive nous a semblé les faire mourir assez rapidement.

Elles résistent encore longtemps à la putréfaction, car nous les avons trouvées bien vivantes sur un lapin qui était mort depuis sept jours et dont les chairs, qui avaient été exposées à une haute température, tombaient en déliquescence.

Nous fîmes avaler quelques lambeaux de cette chair à deux jeunes lapins qui eurent une diarrhée des plus intenses malgré laquelle l'infection ne fut pas arrêtée, puisque à leur autopsie les muscles étaient remplis de trichines.

Enfin l'électricité, que nous avons aussi essayée, n'a pu les faire périr. Des fibrilles musculaires qui contenaient toutes plusieurs trichines étaient isolées et posées sur le champ du microscope, en contact de chaque côté avec les deux conducteurs d'une forte pile. Le courant électrique passait donc à travers ces faisceaux musculaires, et au bout d'une demi-heure et plus nous retrouvions toujours les trichines vivantes.

Cependant, dans ces derniers temps, le Dr Mosler a fortement préconisé la benzine contre les trichines musculaires et les trichines intestinales (1). Nous avons répété quelques-unes des expériences, et nous devons dire que le résultat a dépassé notre attente.

« Nous faisons avaler, à un lapin infecté de la veille, 0 g. 20 c. de benzine en capsule et nous élevons la dose de 0 gr. 20 c. chaque jour. Bientôt une diarrhée intense survient, puis des vertiges, des troubles dans la marche se montrent chaque fois que nous lui faisons avaler la benzine, l'amaigrissement est très-prononcé. Il meurt le neuvième jour en avalant une capsule.

« L'autopsie, que nous avons faite aussitôt, ne nous a pas permis de retrouver la moindre trichine, soit dans le tube intestinal, soit dans les muscles qui ont été soigneusement examinés.

« Plus tard, nous avons donné de la benzine à un chat depuis la dose de 0,50 c. à 1 gr. 20 c. Il a été sacrifié 13 jours après le début de l'ingestion de la viande trichinisée, et à l'autopsie nous n'avons pu retrouver non plus aucune trichine dans son corps. »

Peut-être serait-il bon de multiplier les expériences avant de se prononcer sur la valeur de cet agent. Toujours est-il que pour le moment, nous n'hésiterions pas au début de la trichinose à recourir de suite à la benzine, la seule substance qui jusqu'ici nous semble avoir le mieux réussi.

Traitement de la deuxième période.

(*Trichines musculaires.*)

Lorsque les trichines se sont logées dans les muscles, les difficultés thérapeutiques sont encore augmentées et l'on ne connaît, jusqu'ici, aucun remède qui ait donné de bons résultats. L'asenic, le

(1) *Arch. gén. de méd.*, août 1864.

cuivre, le phosphore, le soufre, le mercure, le camphre, etc., etc., ont été tour à tour vantés, puis abandonnés par les médecins. Le professeur Friedreich avait cru trouver un remède héroïque dans le picronitrate de potasse; mais les expériences qui ont été faites plus tard sur des animaux, par le docteur Fiedler, ont appris que non-seulement le picronitrate ne tuait pas les trichines musculaires, mais encore qu'il n'avait aucune action sur celles de l'intestin.

A la vérité, l'enkystement des trichines peut être considéré comme une sorte de guérison opérée par la nature; mais ce kyste qui doit les isoler ne commence ordinairement à se former qu'au bout de quatre ou cinq semaines seulement, et l'on comprend alors toutes les souffrances qu'endureront les sujets pendant le temps que ces vers seront libres. Ils désorganiseront les fibres musculaires qui servent à leur nutrition, les enflammeront par leur contact : de là, des douleurs atroces, intolérables parfois, qui pourront faire succomber les malades par leur intensité, et dans les autres cas, pourront persister pendant tout le temps de la convalescence.

Il serait donc bien important de trouver une substance qui, sans action délétère sur l'organisme, aurait la propriété de tuer les trichines pendant la période à laquelle elles sont si dangereuses.

M. Mosler, dont nous avons parlé, avait cru que la benzine était là encore le meilleur remède à employer et rapportait qu'il avait obtenu un résultat surprenant chez un jeune porc sur lequel il l'avait expérimentée. Malheureusement quelques-uns des lapins qui mangèrent de la chair de ce porc après sa mort, contractèrent encore des trichines et nous dirons que nous avons toujours échoué dans les essais que nous avons tentés.

« Chez un lapin, par exemple, porteur de trichines depuis dix-neuf jours et chez lequel les kystes n'étaient pas encore formés, nous avons donné la benzine depuis 30 centigr. jusqu'à 1 gr. 20 cent., la plus forte dose qu'il ait pu absorber. Au bout de trente-deux jours il a été sacrifié et l'autopsie a révélé de nombreux kystes, tous bien formés, contenant des trichines parfaitement bien vivantes. »

Traitement de la troisième période.

Dans cette période, la médication doit surtout s'adresser aux toniques, aux ferrugineux, à la bonne nourriture, à l'exercice, etc., qui seuls pourront donner au malade les forces dont il va avoir besoin pour traverser la longue convalescence dans laquelle il est entré.

1

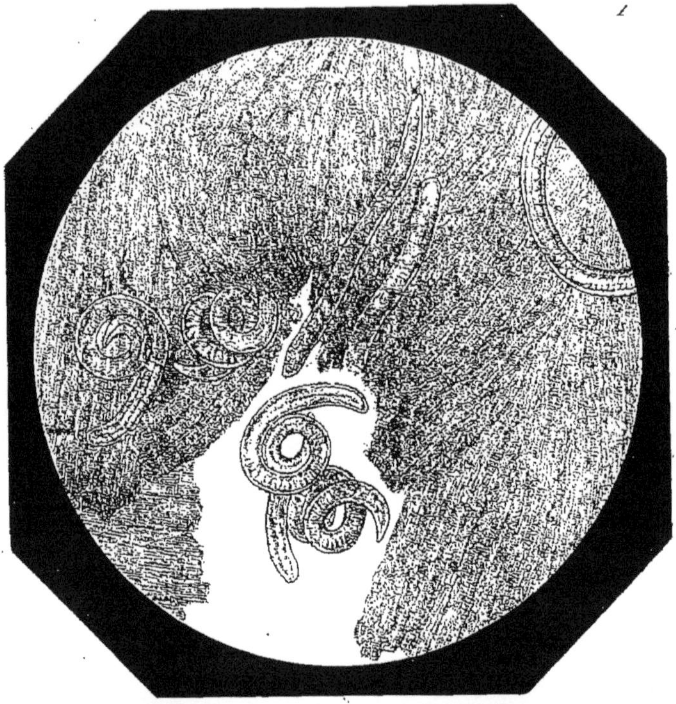

2

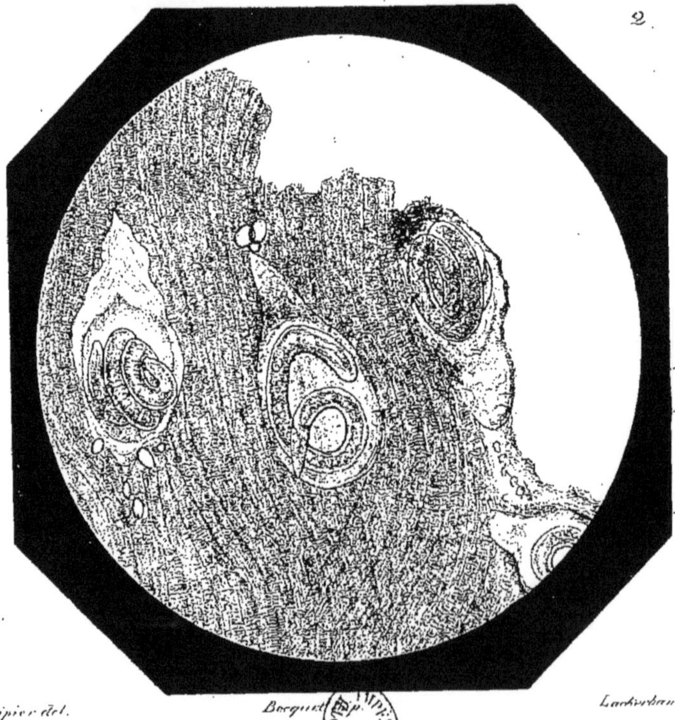

L. Tripier del. *Becquet Imp.* *Lackerbauer lith.*

EXPLICATION DES FIGURES.

Figure 1. — Trichines libres logées dans les muscles depuis une quinzaine de jours. (Vues à un grossissement de 250 diamètres.)

Figure 2. — Trichines entourées d'un kyste au bout de six semaines de séjour dans les muscles. (Vues au même grossissement.)

Paris. — A. Parent, imprimeur de la Faculté de médecine, rue Monieur-le-Prince, 31,

www.ingramcontent.com/pod-product-compliance
Ingram Content Group UK Ltd.
Pitfield, Milton Keynes, MK11 3LW, UK
UKHW021115290826
14628UKWH00014B/2207

9 782014 107708